ESSAI SUR LA PROPHYLAXIE

DES

FIÈVRES CHIRURGICALES

PAR

Paul VIDAL (DE CASSIS)

Docteur en médecine de la Faculté de Paris
Ex-interne des hôpitaux de Marseille,
Récompense ministérielle (Choléra 1865),
Médaille des hôpitaux de Marseille (Choléra 1866),
Lauréat de l'Ecole de médecine et de pharmacie
de Marseille (1868).

PARIS

J.-B. BAILLIÈRE et FILS, ÉDITEURS.

19, rue Hautefeuille, près le boulevard Saint-Germain.

1872

ESSAI SUR LA PROPHYLAXIE

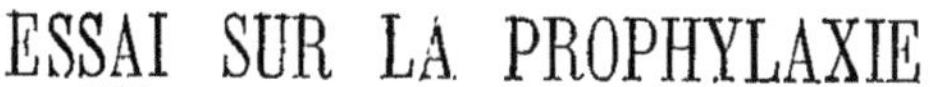

DES

FIÈVRES CHIRURGICALES

PAR

Paul VIDAL (DE CASSIS)

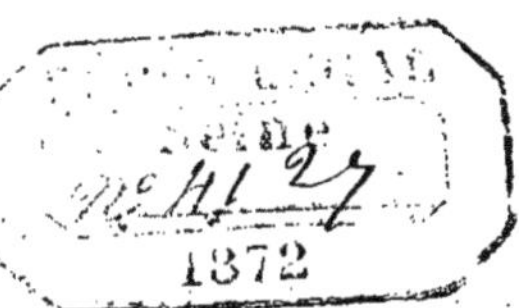

Docteur en médecine de la Faculté de Paris
Ex-interne des hôpitaux de Marseille,
Récompense ministérielle (Choléra 1865),
Médaille des hôpitaux de Marseille (Choléra 1866),
Lauréat de l'Ecole de médecine et de pharmacie
de Marseille (1868).

PARIS

J.-B. BAILLIÈRE et FILS, ÉDITEURS.

19, rue Hautefeuille, près le boulevard Saint-Germain.

1872

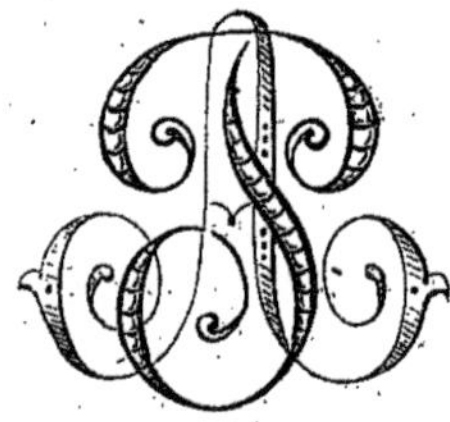

Paris. A. Parent, imprimeur de la Faculté de Médecine, rue Mr-le-Prince, 31

A M. LE D^r VAN-GAVER,

Médecin en chef des hôpitaux de Marseille.

A M. LE Dr COMBALAT,

Chirurgien en chef des hôpitaux,
Professeur d'anatomie à l'École de médecine de Marseille.

A MES MAITRES DANS LES HOPITAUX ET A L'ÉCOLE
DE MÉDECINE DE MARSEILLE.

ESSAI SUR LA PROPHYLAXIE

FIÈVRES CHIRURGICALES

> « Lorsque, pour soutenir un système,
> « on a de bonnes raisons à donner, on
> « expose simplement et convenablement
> « ses idées, et on laisse faire à la vé-
> « rité et au temps. »
> Rostan. *De l'Organicisme.*

INTRODUCTION.

Il existe en pathologie un très-grand nombre de maladies contre lesquelles l'art thérapeutique a été obligé de s'avouer impuissant, et si de temps en temps des médecins, dont on ne saurait trop louer le zèle et les recherches, viennent à instituer un traitement nouveau, c'est pour mieux montrer l'incurabilité de ces affections. Aussi, devant ces résultats presque décourageants, on a cherché si, au lieu de combattre ces maladies, il ne serait pas plus facile de les prévenir. De là est issue la prophylaxie, prophylaxie qui, naguère encore, a empêché la France de voir un nouveau fléau, trop connu dans ses effets, se surajouter aux malheurs qui n'ont cessé de s'abattre sur elle depuis quelques années.

La pathologie chirurgicale a aussi mis à profit la prophylaxie ; mais pour remonter à l'étude de la cause,

condition nécessaire afin de la combattre, les difficultés
n'ont pas manqué de surgir. Dans quelques affections,
cette cause est au-dessus des ressources de l'art ; dans
d'autres, elle n'est pas à la portée de nos moyens d'in-
vestigation ; une troisième difficulté est l'hypothèse
qui a cours sur le mode de production. Pour ne citer
qu'un exemple, quels traitements, nous oserons dire
presque absurdes, ne faisait-on pas subir aux mal-
heureux atteints de gale, jusqu'au jour où le parasite
fut découvert !

Ce n'est pas sans découragement qu'on peut lire,
dans tous les traités classiques, le pronostic et le traitement de l'infection purulente, surtout après avoir
parcouru la série des travaux sur ce sujet dont la chirurgie est redevable en majeure partie à l'École française ; à ce point que quand un chirurgien, bien rarement, il faut l'avouer, compte un succès, il s'empresse
de le faire connaître ; mais encore la plupart de ses
confrères, habitués à l'idée d'incurabilité, ne l'accep-
tent-ils qu'avec circonspection, lorsqu'ils ne le rejet-
tent pas tout à fait. Un exemple de guérison de pyohémie, apporté à la tribune de l'Académie de médecine
par M. Alphonse Guérin, le 18 mai 1869, a donné l'occasion d'une discussion qui a été d'une utilité incontestable pour la science, et qui a permis à notre excellent
maître, M. Verneuil, de faire connaître publiquement
une théorie, fruit de ses recherches et de son observation hospitalières. Cette théorie ne permet guère plus
que les autres de compter sur la cure de la pyohémie,
mais indiquant la condition première de cette cause
si fréquente de mortalité chez les opérés et les blessés, elle peut permettre aux chirurgiens de la prévenir.

Notre but, en choisissant ce sujet de thèse, a été d'attirer l'attention sur des méthodes de pansement qui peuvent annihiler le virus traumatique, et partant l'infection purulente. Mais avant de passer en revue ces divers moyens, nous avons cru nécessaire de définir ce qu'on doit entendre par fièvre traumatique et d'indiquer en quelques mots quelle en est la pathogénie et la nature.

Au début de ce travail, qu'il nous soit permis d'adresser tous nos remercîments à notre excellent maître, M. Verneuil, pour la bienveillance qu'il n'a cessé de nous témoigner; c'est à son cours à la Faculté, et dans ses entretiens au lit du malade, que nous avons puisé le plus grand nombre de matériaux. Nous remercions également nos bons amis MM. Coste et Fermin, ainsi que notre collègue M. Paul Guillaumet, des observations qu'ils ont bien voulu nous communiquer.

PREMIÈRE PARTIE

DÉFINITION, PATHOGÉNIE ET NATURE DE LA FIÈVRE
TRAUMATIQUE.

On appelle *fièvre traumatique*, autrefois *fièvre vulnéraire*, l'état fébrile qui apparaît ordinairement du deuxième au quatrième jour après une blessure ; quelquefois immédiatement après ou dès les premières vingt-quatre heures.

Elle est caractérisée par l'élévation de la température, l'accélération du pouls ; il y a de l'anorexie, souvent accompagnée de nausées, toujours de constipation. Le malade se plaint de céphalalgie, il éprouve un sentiment de faiblesse générale, des sueurs profuses, et dans quelques cas on observe des frissons.

De ce que la fièvre traumatique survient toujours après une blessure, ce n'est pas à dire pour cela que toute lésion traumatique devra nécessairement être suivie de fièvre. Il est des cas, en effet, où on n'observe aucun changement appréciable dans l'économie : telles sont les plaies de petite dimension, les plaies sous-cutanées, où l'absence de fièvre est la règle et la présence l'exception, ainsi que celles « où les vaisseaux ouverts par la lésion se ferment avec rapidité et dans lesquelles le foyer traumatique est isolé complétement par l'infiltration plastique » (1). Mais la fièvre traumatique, à la suite des plaies exposées d'une assez grande étendue et qui suppurent, doit être considérée comme la règle. Le traitement d'une plaie a, en outre, une influence très-marquée sur la présence ou l'intensité de la fièvre, comme nous verrons dans les observations citées plus bas, et surtout dans la quinzième.

Tout individu blessé peut présenter un état fébrile autre que celui qui distingue la fièvre traumatique; bien plus, par le fait même du traumatisme, il offre une réceptivité plus grande pour toutes les pyrexies. Il peut être pris d'une fièvre typhoïde, d'une variole, sans qu'il y ait une relation entre la blessure et ce nouvel état pathologique. On aurait tort d'appliquer le fameux adage : *Post hoc, ergo propter hoc.*

« La fièvre traumatique, dit M. Chauffard, dans son discours à l'Académie de médecine (2), est un fait de réaction commune, largement motivée par le traumatisme, par l'impression produite sur l'économie vivement frappée, et par l'éveil de toute une succession d'actes destinés à la réparation organique des tissus lésés. » Ainsi l'impression produite sur l'économie et la fonction accidentelle de la réparation seraient les causes de la fièvre. Mais d'abord la fièvre traumatique n'apparaissant que le troisième jour, ne doit pas être confondue avec cette *pseudo-fièvre,* qui suit un

---

(1) Billroth, Pathologie chirurgicale générale. Traduction française.

(2) Bulletin de l'Académie de médecine. Discussion sur l'infection purulente, 1870.

traumatisme et qui est causée par l'émotion éprouvée par le blessé, ce qui l'a fait dénommer par M. Verneuil *fièvre émotive*. Si la fièvre traumatique était réellement due à l'impression du système nerveux, on pourrait trouver que l'économie est lente à être impressionnée. Quand la plaie offre une vaste étendue, on pourrait peut-être admettre le fait de réaction commune ; mais, dans les plaies de petite dimension, cette explication paraît insuffisante. Enfin, la fièvre étant causée par l'éveil des actes destinés à la réparation organique, elle devrait accompagner cet éveil ; or, d'après les observations de Hunter et les expériences que M. Verneuil poursuit en ce moment, il paraît démontré que la suppuration et la réparation organique commencent dans une plaie quelques heures (quatre ou cinq) après la production de celle-ci, tandis que la fièvre ne se déclare qu'exceptionnellement après vingt-quatre heures, le plus souvent au bout de quatre jours.

Un grand nombre d'hypothèses ont été avancées sur la pathogénie de la fièvre traumatique. On a accusé l'air d'être la cause de tous les accidents survenus à la suite des plaies. L'air, dit-on, agit sur la plaie comme irritant, l'enflamme et occasionne la fièvre. Les expériences de Malgaigne, qui injecta de l'air pur dans le foyer d'une fracture, sans provoquer la moindre fièvre, sont des preuves assez irréfragables pour rejeter cette prétendue nocuité de l'air.

Depuis longtemps on a mis la fièvre traumatique sur le compte de la suppuration, et on dit que la suppuration, fonction utile, provenait d'un effort de la nature, et que quand la nature s'efforce, elle s'échauffe assimilant par la même occasion la fièvre traumatique à la fièvre de lait, dont la cause n'est pas encore bien déterminée et qui pourrait bien être l'analogue de cette première dans la puerpéralité, comme la fièvre puerpérale est l'analogue de la pyohémie chez les blessés. Sans vouloir répéter que la suppuration paraît précéder la fièvre, et qu'elle continue après la cessation de la fièvre, il nous suffira sans doute de citer l'exemple des abcès froids, où la suppuration n'exige pas la présence de la fièvre.

A ceux qui pensent que c'est l'absorption des globules de pus qui provoque la fièvre, ne pourrait-on pas répondre que le fait « d'identité des globules de pus avec les leucocytes est admise par le plus grand nombre des micrographes » (1), et que l'injection de globules de pus *non altérés* n'a jamais déterminé d'accidents chez les animaux, tandis que les résultats ont été différents avec du pus impur. Ce quelque chose d'*impur*, disons-le par anticipation, c'est le résultat d'une altération du pus en contact avec la plaie. Donc la fièvre n'est pas due au pus, mais à la matière à laquelle ce pus sert de véhicule.

Enfin, on a attribué la fièvre traumatique à l'inflammation de la plaie, en l'assimilant à la fièvre angioténique ou inflammatoire. Cette cause peut être admise, à la condition toutefois que l'on indique la cause de l'inflammation. Or, paraît-il, lorsque l'inflammation dépasse les limites du travail réparateur, de celui qui est nécessaire pour la prolifération du

(1) Cornil. Anatomie pathologique de l'inflammation. Leçons professée à la Faculté de médecine, mars 1872.

tissu conjonctif, elle est occasionnée par la présence de matières septiques à la suface de la plaie. De sorte que, s'il n'y a pas d'inflammation sans matière septique, n'est-il pas logique de chercher la cause de la fièvre dans la cause de l'inflammation, c'est-à-dire dans la matière septique? D'ailleurs, les vieux ulcères sont quelquefois enflammés, et on ne note jamais de fièvre à moins de phlébite, de lymphangite ou d'érysipèle.

Donc, aucune des hypothèses avancées précédemment ne peut expliquer la cause de la fièvre traumatique; aucune ne fournit une indication prophylactique. Au lieu qu'en admettant avec M. Verneuil que la fièvre traumatique est produite par la formation à la surface d'une plaie de matières septiques, et par leur introduction dans le sang, voyons si on peut espérer prévenir cet état fébrile, et si on a obtenu des résultats quand un traitement prophylactique rationnel a été mis en usage. Dans la deuxième partie de ce travail, nous démontrerons cette dernière proposition; nous allons maintenant essayer de prouver la production de cette matière septique à la surface de la plaie et son introduction dans le torrent circulatoire.

Cette matière septique existe; elle est pyrogène toutes les fois qu'on l'introduit dans le sang; elle est phlogogène par son contact avec les éléments anatomiques. En effet, toutes les fois qu'une plaie demeure, pendant un certain temps, exposée à l'air, il se forme sur ses bords une légère mortification, par le fait de l'exposition des éléments anatomiques à l'air extérieur, lequel n'étant pas pur, charriant constamment dès molécules putrides, amène par son contact cette décomposition que l'on a assimilée à une fermentation. Ce tissu mortifié agit à son tour d'une manière fâcheuse, car il peut entraîner la destruction des éléments anatomiques voisins. Mais après une blessure, tous les vaisseaux divisés ne se referment pas immédiatement; les capillaires veineux et les lymphatiques peuvent rester béants et prêts à absorber cette matière septique provenant de l'altération des éléments anatomiques, qui est étalée à la surface de la plaie. D'où il suit qu'en empêchant la formation de la matière septique, en s'opposant à l'absorption de ce véritable virus traumatique, on peut prévenir la fièvre traumatique, si tel est le processus pathogénique de cet état fébrile. D'après leurs expériences faites sur des animaux, Otto Weber, Billroth et Panum ont constaté que l'injection dans les veines ou le tissu cellulaire sous-cutané de cette matière prise sur une plaie exposée, a toujours déterminé de la fièvre. Mais comment démontrer ce fait chez l'homme? D'abord, tout le monde est d'accord pour admettre que, dans l'immense majorité des cas, les plaies sous-cutanées ne sont pas accompagnées de fièvre, et voici pour quel motif : c'est que les éléments anatomiques n'étant pas exposés à une influence délétère, il n'y a ni décomposition, ni absorption. Un exemple frappant de la nécessité de l'absorption de la matière septique pour produire la fièvre, est le suivant, rapporté par M. Verneuil à son cours de la Faculté, et tiré de sa pratique : Un opéré de hernie étranglée, chez lequel on avait été obligé de faire une ligature de l'épiploon, était régulièrement pansé par sa femme ; un jour la malheureuse se piqua avec une épingle de pansement, et elle eut une fièvre traumatique, à laquelle succéda une pyohémie qui la fit succomber en peu de jours, tandis que le mari guérit complétement de son opération. Il y a, en outre, un autre ordre de preuves expérimentales, cliniques, ce sont les preuves thérapeutiques que l'on pourra apprécier dans la seconde partie de notre travail.

On n'a pas manqué de faire des objections à cette théorie de la production et de l'absorption de la matière septique. On a demandé comment il se fait que la fièvre s'allume quelquefois là où il n'y a pas de matière septique, et qu'elle apparaît d'autres fois dès le premier jour. Ce mouvement fébrile qui se montre dès le premier jour peut le plus souvent être attribué à la révolte du système nerveux, c'est une *pseudo-fièvre*, car la température varie à peine de quelques dixièmes de degré ; il ne faut pas ensuite confondre la fièvre traumatique avec celle qui succède aux congestions viscérales réflexes et au délire des ivrognes.

Des objections plus sérieuses sont celles-ci. Si cette matière septique se rencontre toujours à la surface des plaies, comment expliquer les variétés qu'on observe dans l'époque d'apparition et l'intensité de la fièvre ? Comment Billroth a-t-il pu panser des plaies bourgeonnantes avec de la charpie imprégnée de cette matière, sans provoquer la fièvre, et comment se fait-il que, dans les ulcères de la jambe, on n'observe pas de fièvre, alors que la plaie, recouverte de bourgeons charnus, est sans cesse souillée par de la matière putride.

Dans tout empoisonnement, il faut distinguer le poison et son absorption. Le poison doit être absorbé pour qu'il produise des accidents, et il est très-facile de constater dans les laboratoires que l'intensité de la fièvre est en rapport direct avec la quantité de matière putride absorbée. Quant à l'expérience de Billroth et aux plaies de la jambe, elles prouvent que la membrane granuleuse est peu apte à absorber la matière septique, et que la circulation s'y fait avec peu de tendance à l'endosmose et beaucoup à l'exosmose.

Enfin les contradicteurs de cette théorie objectent que, si le virus traumatique cause la fièvre, on doit pouvoir l'isoler et le montrer. A cela nous répondrons que ces mêmes contradicteurs admettent la production de la variole, de la syphilis, de la rage, etc., par un virus, bien qu'on n'ait pu l'isoler, ni de leur montrer si ce n'est dans ses effets.

La fièvre traumatique doit être rangée dans la classe des toxémies, à côté des maladies par empoisonnement du sang. Or, dans ces maladies, on admet différentes formes, pourquoi n'en serait-il pas de même pour les fièvres chirurgicales? Pourquoi ne serait-on pas en droit d'admettre une forme légère, une forme grave, une forme très-grave, et même une forme chronique? Les médecins d'ailleurs ont bien fait cela pour la fièvre typhoïde. Les chirurgiens au contraire ont continué d'admettre des formes et des natures diverses. Il faut en excepter M. Maisonneuve qui, en 1866, proclama l'unité des fièvres se développant à la suite des blessures, et leur attribua la même cause; mais il

poussa trop loin, car il réunit toutes les complications
à la même cause. Or la fièvre traumatique ne doit
pas être confondue avec des affections susceptibles de
se développer en dehors du traumatisme. M. Gosselin
pense que la fièvre traumatique légère et la fièvre
grave ne sont que deux degrés d'une même affection,
mais il fait une variété distincte pour la pyohémie, de
plus il admet autant de poisons que de plaies.

En Allemagne, Virchow, Otto Weber, Billroth,
reprenant les expériences de Gaspard, de Sédillot, de
Cruveilhier et de Darcet, ont, en introduisant dans le
sang des animaux de la matière septique à diverses
doses, reproduit expérimentalement toutes les fièvres
chirurgicales. La fièvre traumatique, la septicémie et
la pyohémie sont toutes trois produites par l'absorption du virus traumatique; mais ces trois formes
ne se suivent pas constamment. Il n'est pas rare de
voir une pyohémie sans septicémie, et M. Verneuil en
a observé un cas qui s'est déclaré vingt-quatre après
la blessure. Néanmoins, dans la majorité des cas, la
septicémie et la pyohémie ne se déclarent que lorsque
l'absorption de la matière septique a été prolongée. Aussi
concluons-nous en citant ce texte de Billroth (1): « On
peut beaucoup faire pour prévenir les fièvres traumatique et suppurative graves, mais on doit peu espérer
du traitement de ces maladies une fois qu'elles se
sont dévoloppées. »

(1) Loc. citat.

SECONDE PARTIE

PROPHYLAXIE DES FIÈVRES CHIRURGICALES.

Nous ne passerons point en revue tous les modes
de pansement qui ont été proposés, nous renvoyons
pour cela à la thèse de M. Dubrueil (1) ; nous n'avons
pas non plus la prétention d'inventer une nouvelle
panacée ; mais convaincu « que la thérapeutique ne se
perfectionne pas seulement par la découverte de nouveaux moyens ou de méthodes nouvelles, mais encore
par l'emploi mieux ordonné des moyens déjà connus,
et surtout par la proscription des moyens inutiles et
nuisibles (2), » nous indiquerons ceux que nous avons
vus le plus souvent employés.

La fièvre traumatique étant produite, nous l'avons
dit plus haut, par la formation des matières septiques
à la surface d'une plaie et leur absorption dans l'économie, partant leur mélange avec le sang, l'emploi de
tout moyen qui empêchera cette formation, qui l'an-
nihilera une fois produite, et qui en évitera l'absorption
sera pour nous un moyen prophylactique.

(1) Dubrueil. De la valeur relative des différents modes de traitement de plaies à la suite des opérations. Thèse pour l'agrégation. Paris, 1869.
(2) Rostan. De l'organicisme. Paris. 1864.

A l'exemple de M. Verneuil, nous considérons dans toute plaie trois choses, savoir : 1° le sujet qui en est atteint ; 2° la plaie elle-même ; 3° le milieu dans lequel vit ce blessé.

§ 1. Du blessé.

Pour ce qui est du blessé, nous n'avons pas grand'-chose à dire, si ce n'est qu'il ne doit pas être placé dans des conditions propres à faciliter l'absorption des ma-tières septiques. Ainsi le sujet sera tenu au repos, si les dimensions de la plaie sont un peu importantes, et à plus forte raison, si elle siége au membre inférieur, afin que par les mouvements, les substances nuisibles qui sont sur la plaie n'arrivent dans le sang ; il évitera des émotions vives et surtout désagréables ; on le ga-rantira contre l'impression du froid, — notamment du froid humide ; enfin on le nourrira. Cette question de l'alimentation des blessés et des opérés qui a fourni le sujet d'une excellente thèse à M. Bodereau (1), a été diversement jugée dans les différents âges de la méde-cine. Les anciens, Hippocrate, Galien jusqu'à Blan-din et Lisfranc, ne nourrissaient pas leurs opérés dans la crainte de voir se développer la fièvre, de fournir un aliment à la fièvre ; ils arrivaient par là à l'opposé du but auquel ils tendaient, car le sujet ne recevant pas d'aliments, se nourrit au moyen de sa propre sub-stance, il y a autophagie, besoin de réparation et faci-lité d'absorption. Ce fut surtout Malgaigne qui démon-

____

(1) Bodereau. Essai sur l'alimentation des blessés et des opérés, Thèse Paris, 1859.

tra la nécessité d'alimenter les blessés et les opérés ,
dans un article insérée dans les *Archives de médecine,*
1842, il montra qu'en 1815, lors de la première inva-
sion allemande, les Russes qui nourrissaient leurs
blessés furent ceux qui en perdirent le moins à la
suite des blessures.

Voici du reste le chiffre de la mortalité :

Soldats français :	1 sur 7,39.
Soldats prussiens :	1 sur 9,20
Soldats autrichiens :	1 sur 11,81.
Soldats russes :	1 sur 26,93.

« Boyer soutenait qu'une alimentation rapidement
tonique avait l'avantage de prévenir la fièvre traumatique, la diminution des forces, et que la convalescence était très-rapide. « (Follin) (1). Les auteurs du
Compendium (2) disent à ce sujet : «Le régime alimen-
taire constitue une partie importante du traitement
des blessés. Les chirurgiens ne doivent pas perdre de
vue qu'une plaie peut rester un accident local, et
qu'alors elle ne trouble pas les fonctions et que la diète
produit les effets de l'abstinence. »

Velpeau attachait une grande importance au régime
des blessés.

Dans une revue clinique de la *Gazette hebdomadaire*
1858) intitulée : *Régime des blessés*, M. Verneuil in-
siste sur deux points ; la préparation des malades à
l'opération et le régime des opérés ; il prouve que
« tous les agents qui affaiblissent exposent aux ab-

(1) Follin. Traité élémentaire de pathologie externe. Paris, 1865.
(2) Bérard et Denonvillers. Compendium de chirurgie.

sorptions funestes et aux influences nosocomiales épidémiques ou non.» Trousseau ne conseille-t-il pas de nourrir les petits opérés du croup ? Il est d'observation journalière que, chez les nouvelles accouchées que l'on alimente, la fièvre de lait est presque nulle, tandis qu'elle atteint sa plus grande intensité chez celles que l'on soumet à une diète rigoureuse.

Néanmoins, dans l'alimentation du blessé, il faudra toujours se conduire d'après les habitudes du sujet, et s'il y avait un embarras des voies digestives, le combattre auparavant.

A cette question de l'alimentation se rattache celle de la perte de sang pendant l'opération ou à la suite d'nn traumatisme accidentel. En effet, plus l'hémorrhagie aura été considérable, plus l'absorption sera activée ; n'y a-t-il pas alors des chances pour que le blessé absorbe plus facilement les matières septiques qui ne demandent qu'à pénétrer dans l'économie ? Donc éviter l'hémorrhagie pendant une opération, l'arrêter tout d'abord lors d'un traumatisme, tel doit être le premier devoir du chirurgien. Nous ne parlerons pas de l'emploi des saignées *de précaution*, dont l'abandon général est bien justifié.

Il sera nécessaire d'entretenir la liberté du ventre, et de favoriser ainsi l'élimination des produits septiques, car la constipation augmente la température, comme on peut le voir dans quelques-unes de nos observations.

L'usage d'un traitement interne prophylactique a fourni peu de succès. L'alcoolature d'aconit, à la dose de 6, 8, 10 grammes, préconisé par Textor, a toujours échoué entre les mains des chirurgiens qui l'ont employé.

§ II. De la plaie.

Nous arrivons au point principal de ce travail, celui auquel nous attachons la plus grande importance, nous voulons dire le traitement prophylactique de la plaie.

Nous devons établir d'abord qu'il est des manuels opératoires qui exposent moins que les autres à l'absorption du virus traumatique, entre autres la galvano-caustique. Un avantage précieux de ce moyen d'exérèse, proposé pour la première fois par Heider (de Vienne), en 1844, et perfectionné par M. Middeldorpff et M. Grenet, c'est la petite quantité de sang perdue par le sujet pendant l'opération; car, avec le cautère porté au rouge sombre, on obtient une hémostase complète. En outre, « l'eschare, dit M. Broca (1), joue le même rôle protecteur que la couche de tissus feutrés et tassés qui recouvre les plaies par écrasement linéaire. Elle empêche le contact direct de l'air sur les parties vasculaires ; c'est une sorte de pansement par occlusion, qui, pendant les premiers jours, soustrait la plaie aux influences extérieures, et l'on conçoit que cette disposition soit peu favorable au développement des érysipèles, des phlébites et des infectious puru-lentes. M. Middeldorpff pense que les opérations gal vano-caustiques sont tout à fait exemptes de ces acci-

(1) Broca. Traité des tumenrs.

dents. Je considère une assertion aussi exclusive comme hasardée, mais je m'empresse de dire qu'en théorie les plaies galvano-caustiques me paraissent sous ce rapport, et toutes choses égales d'ailleurs, moins graves que les plaies saignantes et non réunies, et qu'en pratique les faits publiés déposent en faveur de cette appréciation. »

OBSERVATION I.

Empruntée à la thèse de M. Debusschère (1); dans laquelle il s'agit d'un homme de 71 ans, affecté d'un épithélioma à cheval sur la racine du nez, ayant 9 centim. en hauteur et 7 en largeur, dont M. Verneuil fit l'extirpation par le galvano-cautère.

« *Suites de l'opération.* Le 27 août, veille de l'opération. Matin, temp. axill., 36°,9; pouls, 86 pulsations.

Le 28, avant l'opération, T. 37°,1, P. 92; soir, T. 38, P. 100.

Le 29. Le malade a dormi; il n'éprouve aucune douleur; la peau de la face est légèrement rouge, principalement du côté droit. T. matin, 38°,1; soir, 38,7; pouls, 90 pulsations.

Le 30. Journée bonne, aucune douleur; le malade a mangé comme à l'ordinaire; la rougeur de la face a diminué. T. du matin, 37°9; T. du soir, 38,2; pouls, 86.

Le 31. T. 37°,5; soir, 37,6; pouls, 82. La rougeur a complétement disparu; le malade n'éprouve aucune douleur.

1er septembre. T. matin, 37°1; soir, 37,2; pouls, 84.

Le 2. T. 37°1; soir, 37,4. État général très-satisfaisant.

Les résultats thermométriques ont été les mêmes les jours suivants. La suppuration est peu considérable; l'élimination de l'eschare se fait régulièrement.

Le 14. La plaie est rosée dans la plus grande partie de son étendue; elle présente de très-beaux bourgeons charnus. »

Après le galvano-caustique vient l'écraseur linéaire de M. Chassaignac; mais cet instrument, d'une utilité incontestable sous d'autres points de vue, ne met pas complétement à l'abri des fièvres chirurgicales.

(1) Debusschère. Du galvano-cautère. Thèse Paris, 1871.

Réunion immédiate. — La réunion immédiate, rap-
portée de Londres en France par Roux (en 1815), a eu
tour à tour des partisans et des détracteurs. Elle
réussit rarement dans les grands hôpitaux et dans les
grandes villes, surtout à Paris; toutefois on doit la
tenter lorsqu'on se trouve dans des conditions qui mi-
litent en sa faveur, comme à la campagne, dans les
petites villes ou les localités dont l'air est souvent
balayé par le vent.

« Un fait que personne n'ignore, c'est que, dans
tous les cas où la guérison d'une plaie se fait entièrement par première intention, les phénomènes locaux
aussi bien que la réaction fébrile sont insignifiants,
que cette dernière fait souvent *complétement* défaut,
et que les premiers peuvent être tellement faibles qu'il
y a toujours encore des personnes qui ne veulent pas
admettre que le processus curateur d'une plaie soit as-
similé à un phénomène inflammatoire. Sans doute cela
tient à ce que la néoplasie inflammatoire, qui s'opère
sur les surfaces d'une plaie douées de vitalité et entre
lesquelles aucun corps étranger ne se trouve interposé,
se manifeste rapidement en passant d'une surface à
l'autre; cela tient encore à ce que dans l'espèce il ne
se produit aucune décomposition, aucune mortification notable, qu'en général il ne se produit aucune
matière susceptible de provoquer une inflammation
progressive et d'exercer un effet nuisible lorsqu'elle
est absorbée par les lymphatiques, tant que ces derniers restent béants (ce qui arrive immédiatement
après la lésion) » (1).

(1) Billroth. Études expérimentales sur la fièvre traumatique et

Vidal. 4

OBSERVATION II.

Recueillie et communiquée par notre excellent ami, Coste, chirurgien chef interne des hôpitaux de Marseille.— Tumeur blanche du genou droit. Amputation de la cuisse. Réunion par première intention.

Le nommé Dejean (Gustave), âgé de 7 ans, né à Paris, entre, le 21 juillet 1868, à l'Hôtel-Dieu de Marseille, salle Moulaud, n° 2, service de M. Chapplain. Cet enfant est affecté d'une tumeur blanche du genou droit, pour laquelle il est déjà resté quelque temps dans les salles. Sorti autrefois avec un appareil amidonné, il a été obligé de revenir, son état ne s'améliorant point. La marche est néanmoins encore possible, grâce à l'appareil inamovible, mais l'appétit est perdu, la face pâle et bouffie. A son arrivée, on enlève l'appareil et on constate, au-dessus du genou et à la partie externe de la jambe, deux plaies fournissant une suppuration abondante, accompagnées d'un érythème qui s'étendait assez loin. L'enfant est alors placé dans une gouttière, et les plaies sont pansées à plat. Quelques jours après, survient une diarrhée qui affaiblit beaucoup le jeune malade.

Le 15 septembre, apparaît un érysipèle de la jambe, qui, joint à la diarrhée incessante et à la suppuration de plus en plus abondante, met en péril les jours de l'enfant.

Le 25. L'érysipèle n'existe plus, la diarrhée a presque cessé; mais l'enfant est dans un état de débilité excessive. Aussi M. Chapplain pratiqua-t-il l'amputation de la cuisse à la partie moyenne, par le procédé à lambeau antérieur. L'opération est faite presque à blanc. Réunion de la plaie par des points de suture, pansement ordinaire, c'est-à-dire un linge troué enduit de cérat recouvert par des gâteaux de charpie; le tout maintenu par un bandage approprié.

Une heure après l'amputation, pouls à 84; T. 36°,7; potion excitante, bouillons et crèmes; le soir, pouls à 110; T. 37,5.

Le 26. Pouls vibrant, non dépressible, à 100 pulsations; T. 37°,8. Même médication. Soir, pouls à 120; T. 37,7.

Le 27. Pouls à 100; T. 37°,6; soir, pouls à 104; T. 57,5.

Le 28 Pouls à 96; T. 37°,9; soir, pouls à 100; T. 37,6.

Le 29. Pouls à 96; T. 37°,8. Le malade n'est pas allé à la garde-

les maladies traumatiques accidentelles. (Traduit en français dans les Archives générales de médecine, 1865-1866.)

robe depuis l'opération ; lavement laxatif ; bouillons, crème, vin de Bordeaux ; soir, pouls à 98 ; T. 36,8.

Le 30. Levée du premier pansement, qui est parfaitement sec à l'extérieur. Tous les points de suture sont enlevés, la plaie paraît réunie ; les bourgeons charnus sont pâles. Même pansement. Pouls à 90 ; T. 37,°5 ; soir, pouls à 116 ; T. 37,8.

1er octobre. Pouls à 86 ; T. 37°,2 ; soir, pouls à 96 ; T. 37,2.

Le 2. Pouls à 96 ; T. 37°,2 ; soir, pouls à 96 ; T. 37.

Le 3. Le pansement est refait ; la plaie est rosée ; la réunion persiste ; pouls à 68 ; T. 37,°2 ; soir, pouls à 108 ; T. 37,1

La plaie est de nouveau pansée le 8 octobre. Ensuite on applique tous les jours un linge cératé recouvert de charpie. Les ligatures sont tombées le 11 octobre. Le pouls n'a jamais cessé d'osciller entre 76 et 92 pulsations ; la température entre 36°,8 et 37,1.

Le petit amputé s'est levé le 24 octobre. Il est sorti vers la fin de l'année complétement guéri, ayant repris de l'embonpoint.

Cette observation paraît nous dispenser de tout commentaire. D'ailleurs tous les auteurs classiques sont unanimes pour affirmer que dans les cas de réunion par première intention, l'affection reste le plus souvent locale. Follin (1) dit : « Lorsque des plaies même fort étendues se réunissent pas première intention, on n'observe guère dans l'économie de trouble général. »

Irrigation continue. — L'eau a été employée de tout temps dans le traitement des plaies. Mais c'est A. Bérard qui, le premier (18 octobre 1833), a appliqué ce moyen thérapeutique d'une manière méthodique sous forme d'irrigation continue, dont chacun connaît l'appareil modifié par Larrey. A. Bérard préconisa l'eau froide, tandis qu'Amussat aimait mieux l'eau chaude. Aujourd'hui l'observation a démontré qu'il était préférable d'employer l'eau à la température du milieu

(1) Loc. cit.

ambiant. Le but qu'on se proposait etait de combattre l'inflammation et non de prévenir la fièvre traumatique. On s'en sert principalement dans les cas de fracture avec plaie, ou dans les plaies par écrasement. Toutes les fois qu'il a été mis en usage dans le service de M. Verneuil, il y a eu absence totale de fièvre traumatique, aussi nous ne partageons point l'avis de Billroth lorsqu'il dit (1) que « l'irrigation continue ne remplit pas sûrement un rôle prophylactique. »

OBSERVATION III.

Recueillie et communiquée par notre collègue, M. Paul Guillaumet, élève du service. — Plaies multiples et section des doigts par écrasement. Irrigation continue.

Le 29 juillet 1871, la nommée Noland (Aglaé), glaceuse, âgée de 45 ans, entre à l'hôpital Lariboisière, service de M. Verneuil, salle Sainte-Jeanne, n° 12.

Quelques heures avant son entrée, cette femme s'est laissé prendre la main gauche dans un engrenage qui a sectionné toutes les dernières phalanges, laissant seulement quelques lambeaux de peau et de tendons; aux deux derniers doigts (annulaire et auriculaire), la deuxième phalange est broyée à moitié; l'articulation avec la première paraît intacte. La peau de la région dorsale de tous les doigts est enlevée et laisse voir le blanc nacré des tendons des extenseurs. En un mot, la main présente l'aspect d'une bouillie d'os, de tendons et de peau.

M. Verneuil, à la visite, après un minutieux examen, déclare que, suivant son habitude en pareil cas, il laissera agir la nature; car, s'il tentait une intervention chirurgicale, il faudrait faire la désarticulation métacarpo-phalangienne de tous les doigts, tandis qu'au moyen de l'irrigation continue, on pourrait tenter la conservation de ces bouts de doigts, qui, plus tard, seraient encore d'un grand secours pour la préhension des objets.

30 juillet. Matin, T. A. 37,°2.

Le 31. Le malade ressent un grand soulagement de l'irrigation qui a beaucoup atténué la douleur. Matin, T. 37°.

(1) Billroth. Éléments de pathologie chirurgicale générale. Traduction 1868.

1er août. M. Verneuil enlève quelques morceaux de peau presque complétement séparés, ainsi que des débris de phalange qui n'adhèrent que par des attaches insuffisantes. Matin, T. 37°,8.

A partir de ce jour, on a pu constater le bon résultat de l'irrigation continue par le calme dont la malade n'a cessé de jouir depuis son entrée, et par l'absence de fièvre traumatique, comme le démontrent les chiffres suivants :

Le 2 août, malin,	T. 37°,3.		Le 16 août, Matin,	T. 36°,5.
Le 3 —	—	T. 37°.	Le 17 —	—	T. 37°,2.
Le 4 —	—	T. 37°.	Le 18 —	—	T. 36°,8.
Le 5 —	—	T. 36°,6.	Le 19 —	—	T. 36°,6.
Le 6 —	—	T. 36°,5.	Le 20 —	—	T. 36°,5.
Le 7 —	—	T. 37°,4.	Le 21 —	—	T. 37°.
Le 8 —	—	T. 37°,2.	Le 22 —	—	T. 36°,8.
Le 9 —	—	T. 37°,4.	Le 23 —	—	T. 36°,9.
Le 10 —	—	T. 36°,8.	Le 24 —	—	T. 37°,2.
Le 11 —	—	T. 37°.	Le 25 —	—	T. 36°,8.
Le 12 —	—	T. 37°.	Le 26 —	—	T. 36°,8.
Le 13 —	—	T. 37°.	Le 27 —	—	T. 36°.
Le 14 —	—	T. 36°,8.	Le 28 —	—	T. 36°,8.
Le 15 —	—	T. 36°,6.			

Le 29 août. La main est laissée sous l'irrigation continue jusqu'à complète guérison, c'est-à-dire le 10 septembre. La température n'a plus été prise, mais l'état général a constamment été très-satisfaisant.

La deuxième phalange de l'index s'est soudée, à angle aigu, avec la troisième ; l'index et le médius se sont unis par leur partie latérale, au moyen d'un tissu cicatriciel très-résistant.

Dans les premiers jours du mois d'octobre, M. Verneuil, après avoir produit l'anesthésie locale avec l'éther pulvérisé, enlève la partie inférieure du médius qui forme un crochet ; puis, par une incision longitudinale partant de la commissure restée libre vers les extrémités digitales correspondantes, il sectionne les adhérences qui réunissaient les doigts. On soumet de nouveau la plaie à l'irrigation continue, après avoir interposé des bandelettes de diachylum.

19 octobre. La malade quitte l'hôpital complétement guéri.

En somme, la malade possède une main encore pourvue d'extrémités qui lui seront d'une grande utilité, et dont elle est redevable à l'irrigation continue ; car, incontestablement, l'effet d'une intervention chirur icale immédiate eût été la désarticulation des doigts au niveau des métacarpiens, et les chances d'accidents liés à l'ouverture de ces articulations.

Comment agit l'irrigation continue ? Est-ce en détruisant le poison, en éliminant le pus au fur et à mesure qu'il se produit, ou bien encore en empêchant l'inflammation locale? Nous sommes porté à croire que la première hypothèse est la seule acceptable, car la présence constante du pus n'amène pas la fièvre traumatique, l'inflammation a toujours lieu puisque la cicatrisation s'opère ; or un des caractères fondamentaux de l'inflammation est la prolifération du tissu conjonctif, prolifération nécessaire pour la cicatrisation.

L'exemple précédent est d'autant plus intéressant que la fièvre d'ordinaire est toujours plus violente dans les plaies contuses que dans les plaies par instrument tranchant. Il prouve bien que la fièvre traumatique provient absolument de l'état de la plaie.

Mackinstosh a eu l'idée de projeter de l'eau phéniquée *pulvérisée* sur une plaie, le malade n'a pas eu l'ombre de fièvre.

Depuis 1839, Langenbeck emploie les *bains permanents d'eau tiède;* les résultats constatés sont : « la diminution de la douleur, la cessation de la fièvre, de plus ils ne s'opposent pas à la cicatrice » (1). Mais un reproche que l'on peut adresser à ce moyen, c'est d'amener un gonflement de la plaie préjudiciable à la cicatrisation. M. Verneuil l'a employé chez un malade auquel l'irrigation continue n'amendait pas les douleurs.

(1) Follin, loc. cit.

OBSERVATION IV.

Amputation du pouce et de l'index gauche par une scie circulaire.
Irrigation continue au début. — Bain permanent. — Pansement
ouaté vers la fin.

Lechuer (Pierre), âgé de 34 ans, scieur, entré à l'hôpital Lariboisière le 6 novembre 1871, à six heures du soir, et est couché
au n° 4 de la salle Saint-Augustin, service de M. Verneuil.

Cet homme, par inadvertance, s'est laissé prendre, en travaillant,
la main gauche par une scie circulaire. Tout le pouce est entièrement séparé au niveau de l'articulation métacarpo-phalangienne ;
néanmoins, ce doigt est demeuré adhérent par un lambeau de peau,
et conserve la sensibilité tactile et douloureuse ; l'index est également sectionné au niveau de l'articulation de la première phalange
avec la seconde ; cette articulation est complétement ouverte ; de
plus, la première phalange est fracturée dans sa partie moyenne ;
une plaie très-étendue fait communiquer la fracture avec l'air ; le
fragment supérieur fait saillie en arrière et chevauche sur l'inférieur ; la sensibilité est aussi conservée à l'extrémité de ce doigt.
Plaie profonde du premier espace interdigital. Hémorrhagie abondante au moment de l'accident.

En présence de désordres pareils qui auraient nécessité l'amputation totale de la main, on tente de soumettre la partie lésée à
l'irrigation continue. On place donc la main sous l'appareil *ad hoc*,
et on fait arriver de l'eau à la température de la salle, c'est-àdire 14°.

Le 7 novembre. Le malade a peu dormi la nuit, à cause de douleurs très-vives dans la main ; il a éprouvé des élancements et
quelques soubresauts de tendons.

Ce matin, au moment de la visite, les douleurs sont moins violentes. L'état général n'est pas trop mauvais ; assez bon appétit
pour pouvoir prendre des aliments solides à son déjeuner. L'irrigation est continue. Matin, T. 37°.

Le 8. Nuit très-bonne, repos complet. Conservation de l'appétit.
Matin, T. 36°,6.

Le 9. Etat général satisfaisant, malgré un peu de douleur dans
la main. Pas de selles depuis l'accident. Matin, T. 36°,6.

Le 10. Nuit moins bonne que la précédente, à cause de la douleur qui a persisté. L'examen le plus minutieux de la part de
M. Verneuil ne fait rien découvrir d'anormal. L'appétit est conservé. L'irrigation est continuée. Matin, T. 36°,8.

Le 11. Nuit très-calme, la douleur a cessé. Matin, T. 37₀,2.

Le 12, matin, T. 37°,2.

Le 14. Douleur assez vive dans la main cette nuit; léger engourdissement. Matin, T. 37°,6.

Le 15. La douleur continue : elle paraît provenir de la pointe fracturée de la première phalange qui tend à perforer la peau. On interpose une bandelette de diachylon, et l'irrigation est continuée. Matin, T. 37°,6.

Le 16. La douleur n'a point cessé ; malgré le diachylon ; la pointe de l'os a déterminé une solution de continuité. Aussi M. Verneuil résèque cette pointe (environ 2 millimètres), avec la pince de Liston. Etat général bon. Matin, T. 37°,6.

Le 17. L'os rentre toujours dans les chairs, qui sont légèrement fongueuses, et provoque de la douleur. On tente encore de le soulever avec un morceau de sparadrap. Matin, T. 37°,6.

Le 18. Douleur moins forte. Matin, T. 37₀,6.

Le 19. La douleur a augmenté. Léger œdème de la main.

Etat général excellent. Matin, T. 37°,6.

Le 20. La douleur persiste, bien que l'extrémité de la phalange soit parfaitement isolée des parties environnantes par le diachylon; le malade n'a pu reposer de toute la nuit. L'irrigation continue est remplacée par l'immersion continue de la main et de l'avant-bras dans un bain d'eau tiède légèrement chlorurée. T. 37°,5.

Le 21. Douleur moins vive, sommeil possible. L'œdème de la main et de l'avant-bras semble avoir augmenté. Continuation du bain permanent. Matin, T. 38°,2.

Le 22. Douleur considérablement diminuée. La phalangette du pouce s'est détachée, mais le gonflement de la main et de la partie inférieure de l'avant-bras persiste. Les solutions de continuité *sont grisâtres, boursouflées*, ce qui est probablement dû à l'action de l'eau. C'est pourquoi M. Verneuil prescrit le pansement ouaté et la suspension du membre sur un petit hamac. T. 37°,6.

Le 23. Le malade n'a éprouvé que quelques picotements dans la main; il a bien dormi toute la nuit. Appétit toujours très-bon. Matin, T. 37°,3.

Le 24. Le pansement exhale déjà une mauvaise odeur.

Etat général excellent. Matin, T. 37°,3.

Le 25. Odeur plus prononcée que la veille ; le pus a coulé vers le poignet et a sali la bande. Etat général toujours parfait. On ajoute une nouvelle couche de ouate sur l'ancien pansement. Mat., T. 37,2.

Le 26. Légers picotements dans la plaie. Après avoir défait le pansement, on constate que l'œdème a beaucoup diminué; les plaies sont recouvertes de bourgeons charnus, de bon aspect. L'extrémité du pouce est noirâtre ; un cercle d'élimination est très-marqué autour de la partie mortifiée. Après avoir détergé la plaie avec de l'alcool pur, un nouveau pansement ouaté est replacé. Mat., T. 37o,2.

Le 27. Absence complète de douleur. Matin, T. 37o.

Le 28. Matin, T. 36o,8.

Le 29. Matin, T. 37o. Le malade s'est levé hier, en maintenant son bras au moyen d'une écharpe.

Le 30 et jours suivants, le malade se lève ; il ne souffre point.

Le 3 décembre. Nouveau pansement. Granulations abondantes d'une belle couleur rosée.

Les 11 et 17. Le pansement est refait.

Le 20. La cicatrisation est presque complète ; mais l'index, n'ayant plus de point d'appui, tombe dans la main et gêne les mouvements des autres doigts. Après avoir produit l'anesthésie locale au moyen de la glace, M. Verneuil l'ampute en faisant un lambeau postérieur. Pansement ouaté. Avant l'opération, température, 37°2.

Le 21. Le malade ne souffre pas ; il a bien dormi cette nuit. Mat. T. 36o,2.

Le 26. Le malade demande à sortir. On refait auparavant son pansement, et on voit qu'il ne reste plus que quelques points qui ne soient pas cicatrisés.

Pansements à l'alcool. — Les pansements à l'alcool ont un effet chimique et un effet mécanique : d'abord l'alcool détruit les matières putrides, car il est antiseptique ; il en empêche l'absorption, à cause de sa vertu astringente qui lui donne la propriété de faire contracter les vaisseaux de la plaie ; ces pansements agissent mécaniquement parce que, par leur renouvellement fréquent, ils peuvent entraîner les matieres septiques non détruites qui sont en contact avec la blessure. Dans sa thèse inaugurale(1), M. de Gaulejac

(1) De Gaulejac. Du pansement des plaies par l'alcool. Thèse Paris, 1864.

cité des observations dans lesquelles on remarque que l'emploi de ces pansements n'empêcha pas l'apparition de phénomènes généraux ; mais, à la page 50, observation n° 7, il s'agit d'une tumeur encéphaloïde du sein droit, dont l'ablation nécessita une perte de substance de la peau, on fit le pansement alcoolique, la malade n'eut pas de *fièvre*. Voici du reste un cas observé dernièrement :

OBSERVATION V.

Plaie contuse du front. — Pansements à l'eau alcoolisée.

Bernard (Félix), 48 ans, peintre, est entré à l'hôpital Lariboisière le 4 novembre 1871, à onze heures du soir, et est couché salle Saint-Augustin, n° 14, service de M. Verneuil. Cet homme étant dans un état complet d'ivresse, s'est laissé tomber sur le rebord d'un trottoir. Cette chute, qui a eu lieu sur le front, a déterminé une vaste plaie contuse de la région frontale ; les deux lambeaux sont distants d'environ 5 centimètres, l'os frontal n'est pas à nu, il continue d'être recouvert par le périoste ; les contractions du muscle frontal amènent un écartement plus considérable..Hémorrhagie peu abondante.

Le 5 novembre. En raison de la situation de la plaie qui atteint presque le sourcil droit, M. Verneuil, ne pouvant faire appliquer le pansement ouaté, prescrit des compresses d'eau alcoolisée renouvelées fréquemment. Matin. T. 37°,9

. Le 6. On continue le même mode de pansement. Le malade a bien dormi cette nuit ; il a un peu mangé hier soir ; il ne se plaint d'aucune douleur, mais il faut noter que c'est un alcoolisé. Matin, T. 37°,5.

Le 7. Pas de selles depuis l'accident. Etat général très-bon, mais peu d'appétit. La plaie se déterge très-bien. Une bouteille eau de Sedlitz. Matin, T. 37°,3.

Le 8. Nuit très-bonne à part un léger délire loquace. Pas de douleur dans la plaie qui commence à se couvrir de bourgeons charnus. Même pansement. Une pilule de 5 centigrammes extrait thébaïque. Matin, T. 37°,2.

Le 9. Nuit très-tranquille. Appétit complétement revenu. Même pansement. Matin, T. 37°.

Le 10. Idem. Matin. T. 37°.
Le 11. Idem. Matin. T. 37°.
Le 12. Idem. Matin. T. 36°,8.
Le 13 Idem. Matin. T. 36°,5.
Le 14. Le malade se trouvant très-bien, demande à retourner chez lui. La plaie est complétement recouverte de bourgeons charnus d'un très-bel aspect. État général excellent.

L'alcool est rarement employé pur ; le plus souvent on le mélange avec une moitié ou les trois quarts d'eau. Mais ce pansement doit être attentivement surveillé ; car, si les compresses deviennent sèches, ce qu'on évite en recouvrant le pansement de taffetas gommé, ou encore s'il y a un point où le liquide n'arrive pas, on risque de voir apparaître des phénomènes généraux.

Depuis longtemps les chirurgiens mettent en usage les pansements à l'eau fraîche renouvelés fréquemment dans la journée. On trouve, en effet, dans Paracelse (1) : « Videmus, canes liguendo vulnera sua curare, nulla alia ratione quam quod ea expurgent, quos imitati prisci homines vulnera sua præcipue frequenti linctu curârunt. »

Ne pourrait-on pas rapprocher du mode d'action de ces pansements souvent renouvelés, ce qui a lieu chez ces malades dans la bouche desquels se pratiquent des opérations ? L'écoulement constant de la salive, qui ne cesse de baigner la plaie, n'empêche-t-il pas la production de la matière septique, comme dans le cas suivant ?

(1) Paracelse. Chirurgiæ magnæ. Tract. 1. Caput 21.

OBSERVATION VI.

(Recueillie et communiquée par notre ami Coste). — Epithélioma
de la langue.—Amputation partielle de cet organe.—Guérison.

Le nommé Gruer (Joseph), âgé de 69 ans, boulanger, entre à
l'Hôtel-Dieu de Marseille, le 3 novembre 1869, salle Saint-Louis,
n° 25, service de M. Chapplain.

Cet homme porte, depuis plusieurs années, sur le bord gauche
de la langue, une tumeur épithéliale qui ne cesse de s'accroître et
qui a déjà gagné le tiers antérieur gauche. En présence de cet
accroissement continuel, le 15 novembre, M. Chapplain pratique
l'amputation partielle de la langue, au moyen de deux chaînes
d'écraseur, l'une allant d'avant en arrière, l'autre transversale-
ment. L'écoulement sanguin est peu abondant.

Après l'opération, pouls vibrant, non dépressible, à 72 pulsations.
T. 37°,1 ; soir, pouls à 72, T. 37,°2.

Le 16 novembre. Matin, pouls à 60. T. 37°; soir, pouls à 64.
T. 37°,1.

Le 17. Matin, pouls à 58. T. 37° ; soir, pouls à 60. T. 37°.

Le 18. Matin, pouls à 60. T. 36°,7.

La plaie commence à être cicatrisée.

Depuis cette époque, la température n'a jamais dépassé 37°.

Le 6 décembre. Cautérisation avec le caustique de Filhos d'un
point induré, situé sur la ligne médiane, qui avait été épargnée par
l'écraseur.

Le 10 décembre. Le malade sort de l'hôpital, la plaie de la
langue est complétement guérie.

Nous avons eu l'occasion d'observer un malade
affecté de polype naso-pharyngien, que M. Verneuil,
après avoir incisé le voile du palais et délimité le pédi-
cule à l'aide du couteau galvanique, enleva avec une
chaîne d'écraseur, et chez lequel il y eut à peine de la
fièvre, malgré une stomatite intense.

Pansements par occlusion. — La fréquence de l'infection purulente chez les blessés ou les opérés ayant

des plaies exposées à l'air d'un côté, d'un autre l'inno-
cuité des plaies sous-cutanées, firent que les chirurgiens accusèrent l'air d'être la cause des insuccès à la
suite d'opérations ou de traumatisme. On imagina
donc des appareils ou des méthodes de pansement qui
missent à l'abri du contact de l'air. C'est dans ce but
que Velpeau, en 1834, appliqua l'occlusion aux plaies
contuses, que M. Chassaignac, Laugier en 1844, ima-
ginèrent des modes spéciaux de pansement. L'inven-
teur de la méthode sous-cutanée, M. Jules Guérin
proposa *l'occlusion pneumatique*. M. Maisonneuve ex-
posa aussi une méthode de pansement destinée à empêcher l'intoxication de l'organisme par les liquides
exsudés de la surface de la plaie au contact des corps
étrangers ou de l'air extérieur, et qu'il nomma *aspira-
tion continue*.

La description de ces diverses méthodes dépasserait
la limite de ce travail. Qu'il nous suffise de dire
qu'elles ont été en général abandonnées, soit à cause
des appareils spéciaux qu'elles réclament, soit à cause
des revers qui n'ont pas cessé par leur emploi. Néanmoins le pansement par occlusion avec la baudruche
collodionnée, dans le cas suivant, s'il ne mit pas le
malade tout à fait à l'abri de la fièvre traumatique,
du moins put empêcher un érysipèle intercurrent de
la face de se propager à la plaie et de venir par sa
présence aggraver l'étal local.

OBSERVATION VII.

Fracture de la partie inférieure de l'humérus compliquée de plaie.
— Occlusion avec la baudruche collodionnée.

Vanvielle (François), 36 ans, employé au chemin de fer du Nord,
entre le 22 novembre 1871 à l'hôpital Lariboisière, salle Saint-Augustin n° 27, service de M. Verneuil. Cet homme a été fortement
contusionné la nuit dernière par un tampon de wagon. Le matin, à
la visite, il présente l'état suivant : le bras et l'avant-bras sont
très-œdématiés, et, malgré un vaste épanchement sanguin qui s'é-
tend jusqu'à 4 centimètres au-dessus du coude, on peut sentir la
crépitation produite par plusieurs fragments de la partie inférieure
de l'humérus ; une petite plaie, par laquelle a lieu un écoulement
sanguin, fait communiquer le foyer de la fracture avec l'extérieur.
Légère contusion du thorax.

La plaie est recouverte d'un morceau de baudruche collodionnée ;
un appareil de Scultett, muni de deux coussins latéraux de balle
d'avoine, est appliqué sur tout le membre supérieur. Matin ,
T, 37°,8.

Le 24 novembre, le malade n'a pas très-bien dormi cette nuit.
Légère douleur dans le bras. Une pilule de 0,05 opium. Matin,
T. 37°,8.

Le 25. Nuit meilleure ; seulement quelques douleurs passagères
dans le bras ; peu d'appétit. Pas de selles depuis l'accident. Un
verre eau de Sedlitz. Matin, T. 37°,8.

Le 26. Nuit très-bonne. L'appétit est revenu ; 6 selles à la suite
de la purgation. Etat local excellent. Matin, T. 37°7.

Le 27. Etat général et local satisfaisant. Matin, T. 37°,9.

Le 28. Idem. Matin, T. 37°,5.

Le 29. Matin, T. 37°,3.

Le 30. Idem. Matin, T. 37°,5.

Le 1er décembre. Absence de douleur dans le bras. Appétit normal, nuit très-calme, selles régulières. Matin, T. 37o,6.

Le 2. Même état ; légère épistaxis. Matin, T. 37°,6.

Le 3. Un peu de céphalalgie. Matin, T. 37°,8.

Le 4. Mal de tête violent ; frissons répétés hier soir. Langue
blanchâtre ; rougeur érysipélateuse des ailes du nez, engorgement
des ganglions sous-maxillaires. *Nulle douleur dans le bras.* Matin,
T. 39°,6.

Le 5. Céphalalgie vive. L'érysipèle s'étend sur chaque joue. Le
malade ne *se plaint pas du tout de son bras.* Matin. T. 39°,8

Le 6. L'érysipèle s'est étendu à toute la face ; la céphalalgie a diminué d'intensité. *Le bras n'est point douloureux.* Matin, T. 38°,9.

Le 7. L'érysipèle fait chaque jour des progrès ; mais *le bras n'est le siége d'aucune douleur.* Matin, 40°,6.

(Une absence de quelques jours nous empêche de continuer l'observation ; néanmoins le malade *affirme n'avoir jamais souffert du bras.*)

Le 13. L'érysipèle a complétement disparu. Matin, T. 37°,4.

Le 14. Matin, T. 37°,4.

Le 15. Matin, T. 36°,4.

Le 16. Le malade se plaint de quelques douleurs dans le coude. Etat général excellent.

Le 19. L'appareil de Scultett est enlevé. La plaie qui faisait communiquer le foyer de la fracture avec l'intérieur est fermée ; l'épanchement sanguin est complétement résorbé. Il y a un commencement de consolidation avec un léger déplacement en arrière du fragment inférieur. Les mouvements du coude sont encore possibles dans certaines limites. Un nouvel appareil de Scultett est remis.

Nous oubliions de parler de l'appareil à *incubation d'air chaud,* de M. J. Guyot, dont les succès n'ont pas répondu aux expériences, et qui a été avantageusement remplacé par le pansement ouaté.

Pansement ouaté. — Tout récemment un nouveau mode de pansement a été inauguré par M. Alph. Guérin, c'est le pansement ouaté. Pour le *modus faciendi* on consultera avec fruit l'article de M. Terrier dans la *Revue scientifique* du 25 novembre 1871. Sans vouloir nous occuper de la question de la priorité de l'invention, nous devons dire que ce pansement est déjà employé depuis longtemps dans le traitement des brûlures et que, dans tous les laboratoires de chimie, on se sert de la ouate pour filtrer certains gaz. Mais si M. Alph. Guérin ne l'a pas inventé, « guidé par son opinion sur le mode de développement de l'infection purulente, il l'a employé le premier pour préserver les plaies du contact nuisible des produits qui peuvent être engendrés par la fermentation des matières animales (1). »

Au point de vue qui fait le sujet de cette thèse, le pansement ouaté peut-il prévenir la fièvre traumatique ? Nous citerons d'abord les faits.

OBSERVATION VIII

Recueillie et communiquée par notre collègue, M. Paul Guillaumet, élève du service.— Adénome de la mamelle.— Énucléation. — Pansement ouaté.

Valet (Louise), 19 ans, brunisseuse, entre, le 21 septembre 1871, à l'hôpital Lariboisière, salle Sainte-Jeanne, lit n. 23, service de M. Verneuil.

Cette fille porte au sein gauche une tumeur du volume d'une grosse noix. Elle raconte qu'il y a environ deux ans et demi, elle reçut sur le sein un coup assez violent, auquel elle n'attacha sur le moment aucune importance ; puis, il y a dix-huit mois, elle s'aperçut par hasard qu'elle avait au sein gauche, à l'endroit où avait porté le coup, une petite tumeur du volume d'une noisette, qui s'est accrue insensiblement jusqu'à atteindre le volume qu'elle offre actuellement. Lorsqu'elle s'est décidée à entrer à l'hôpital, c'est, poussée par l'inquiétude, bien plus que par les douleurs qui présentent peu d'acuité et une faible durée.

La tumeur est peu douloureuse au toucher, mobile sous la peau et sans adhérences appréciables; il n'y a pas de généralisation ganglionnaire, ni de changement de couleur de la peau. La santé de la malade, qui a toujours été excellente, n'en a pas reçu d'atteinte. M. Verneuil diagnostique un adénome de la mamelle. Avant d'en arriver à l'énucléation, il prescrit la compression d'abord, ensuite des pommades iodurées, qui n'amenèrent aucune diminution de la tumeur.

Aussi, le 19 octobre, l'opération fut-elle proposée à la jeune fille, qui accepta. A cet effet, pendant le sommeil chloroformique, M. Verneuil fit à la peau, dans le sens du plus grand diamètre de la tumeur, une incision de 4 à 5 centimètres, et énucléa facilement

(1) Terrier. Le pansement ouaté. Revue scientifique, 25 novembre 1871.

la tumeur qui offrit les caractères d'un adénome. On appliqua ensuite sur la plaie une épaisse couche de ouate, maintenue par un
bandage un peu serré. Dans la journée, la malade se plaignit de
malaise, dû sans doute à l'influence du chloroforme. Soir, pouls
à 95 pulsations. T. 37o,2.

Le 20 octobre, pouls à 90. T. 37o.
Le 21   —   pouls à 89. T. 37o,2.
Le 22   —   pouls à 90. T. 36o,8.
Le 23   —   pouls à 95. T. 36o,4.
Le 24   —   pouls à 97. T. 37o,1.
Le 25, matin, T. 36o,4.
Le 26, matin, T. 36°,2.

La courbe thermométrique dispense de tout commentaire pour
les jours qui suivirent l'opération.

Le 26. On changea le pansement, et on trouva dans la ouate
environ 30 grammes de pus de très-bonne nature ; la plaie offre
un très-bel aspect, et sur les bords existe une légère irritation
réparatrice ; les bords étaient aussi souples que si l'on eût pratiqué
l'opération une heure auparavant ; le fond de la plaie est rempli de
bourgeons charnus rosés.

Cet excellent état s'est continué jusqu'au 30 octobre, jour où le
pansement a été renouvelé. La plaie a diminué de moitié ; on ré-
prime les bourgeons charnus exubérants avec le crayon argen-
tique. Un nouveau pansement est appliqué, et la malade rentre
dans sa famille le 3 novembre.

Elle est revenue nous voir à l'hôpital quinze jours après ; la
plaie était complétement cicatrisée.

OBSERVATION IX.

Écrasement de l'extrémité des doigts de la main droite.
— Pansement ouaté.

Perrot (Victor), 27 ans, chaudronnier, entre, le 26 octobre 1871,
à l'hôpital Lariboisière, et est couché au lit n. 27 de la salle Saint-
Louis, service de M. Verneuil.

Ce malade raconte qu'il a eu l'extrémité des doigts prise par une
machine. On constate en effet une plaie par écrasement de la dernière phalange de l'index et du médius. Pas d'hémorrhagie.

Le 27 octobre. Pansement ouaté. Matin, T. 37o,2.
Le 28. Nuit calme, appétit conservé. Matin, T. 37o,7.
Le 29. Le malade est levé au moment de la visite ; il a continué

Vidal.   4

de bien dormir. Il ne souffre nullement de son accident. Il va et vient comme à l'ordinaire.

Le 3 novembre. Depuis deux nuits, douleur à l'extrémité des doigts ; le pansement est défait. On constate alors que les parties molles contusionnées se sont détachées ; le pus n'est pas abondant ; les plaies sont roses et commencent à bourgeonner. Le pansement est refait.

Le 16. Avant de faire partir le malade pour Vincennes, on refait le pansement, La cicatrisation est presque achevée.

OBSERVATION X.

Écrasement des orteils gauches par la roue d'une voiture.
— Pansement ouaté.

Maître (Jean), 21 ans, garçon boucher, est reçu à l'hôpital Lariboisière, salle Saint-Augustin, n. 20, service de M. Verneuil, le 25 novembre 1871.

En conduisant une voiture, cet homme a été poussé, par un mouvement du cheval, sous la roue d'un chariot très-lourdement chargé. L'accident a eu lieu à neuf heures du matin : c'est à dix heures qu'on l'amène à l'hôpital. Agitation extrême, face vultueuse ; douleurs très-vives dans le pied gauche. Contusion de tous les orteils de ce côté ; mais l'extrémité du pouce est complétement écrasée.

Immédiatement on applique le pansement ouaté. Matin, T. 37º,4. — Soir, T. 37º,6.

Le 26 novembre. Le malade a à peine sommeillé cette nuit ; il ressent des picotements à l'extrémité du pied blessé ; néanmoins il a un peu mangé hier soir. Matin, T. 37º,6.

Le 27. La nuit a été un peu meilleure que la précédente ; l'appétit est revenu. Épistaxis hier soir, deux autres ce matin ; pas de selles depuis l'accident. La suppuration a traversé la ouate, surtout du côté interne ; aussi est-il nécessaire d'ajouter encore une épaisse couche de ouate. — Une bouteille eau de Sedlitz. Matin, T. 38º,3.

Le 28. Nuit très-bonne. Nouvelle épistaxis ce matin. Il y a eu trois selles à la suite de la purgation. Aucune douleur dans le pied. La bande qui maintenait le pansement s'étant un peu desserrée, elle est réappliquée. Matin, T. 38º.

Le 29. Nuit très-bonne ; appétit complétement revenu. Légère épistaxis hier soir. Nulle douleur dans le pied, ni les orteils blessés. Matin, T. 37₀,7.

Le 30. Etat général et local excellent. Matin, T. 37o,6.

Le 1er décembre, idem. Matin, T. 37o,4.

Le 2. Matin, T. 37o. — Le 3. Matin, T. 37°.

Le 4. Le pansement est enlevé ; la première couche de ouate est épaissie par du pus desséché ; elle ressemble à du parchemin ; très-adhérente à la peau, il est très-difficile et surtout très-doureux de l'en détacher. Suppuration peu abondante, d'une odeur fétide, *sui generis*. Le gros orteil est presque complétement sphacélé ; les extrémités des deuxième et troisième orteils sont sphacélées aussi ; elles sont noires, dures, insensibles ; néanmoins l'adhérence aux parties vivantes est encore forte. Après avoir détergé la plaie avec de l'eau alcoolisée, un nouveau pansement ouaté est refait immédiatement. Matin, T. 37o,3.

Le 5. Etat général et local excellent. Matin, T. 37o.

Le 6. Matin, T. 37o,3. — Le 7. Matin, T. 37o,2.

Le 11. Nouveau pansement ouaté.

Le 17. Après avoir enlevé la ouate, on constate que toutes les parties mortifiées se sont détachées ; le squelette osseux de la phalange du pouce et du deuxième orteil est à nu. La plaie bourgeonne bien, le pus n'est pas très-abondant. Nouveau pansement ouaté.

Le 24. Le pansement est refait. La phalange du pouce, qui était à nu, est facilement enlevée avec les pinces à pansement ; la plaie continue à très-bien bourgeonner.

Vers les premiers jours de janvier 1872, le malade est envoyé à Vincennes, la cicatrisation étant presque complète.

Il existe dans les divers recueils périodiques une grande quantité d'observations analogues, qu'il serait trop long de transcrire. Celles que nous citons nous paraissent assez concluantes pour montrer que l'isolement de la plaie a empêché la fièvre traumatique de se déclarer. Mais ce pansement offre d'autres avantages. D'abord l'air, mais l'air pur, arrive jusqu'à la plaie ; tout le membre est dans une température constante, et sous ce rapport, il est plus avantageux que l'appareil de M. Guyot. De plus la douleur est toujours plus diminuée, souvent calmée tout à fait. Enfin c'est une substance que l'on peut se procurer partout et à peu de frais.

Les blessés peuvent être transportés très-facilement ; on peut même leur permettre de se lever, surtout si la lésion siége au membre supérieur. Cependant on l'a accusé d'amener une cicatrisation plus lente. Effectivement, dans toutes les observations, on a noté que la cicatrisation *complète* de la plaie a marché avec plus de lenteur ; mais la production de bourgeons charnus, qui, privés de lympathiques, sont comme un rempart néoplasique opposé à l'introduction des matières septiques, s'est toujours effectuée plus rapidement qu'avec tout autre moyen. Qu'importe d'ailleurs que la maladie dure quelques jours de plus, si ce retard fait aboutir à un résultat favorable que n'offrent pas d'autres moyens plus expéditifs !

Tout système exclusif est condamnable, et en médecine plus qu'en toute autre science, on ne doit rejeter absolument tel ou tel moyen pour en préférer un autre unique. Ainsi, l'association de l'irrigation continue avec la ouate a toujours donné de bons résultats soit, par exemple, le cas où l'irrigation fatigue le malade par la position gênante qu'elle l'oblige à prendre; soit qu'on veuille permettre à celui-ci de se lever.

OBSERVATION XI.

Amputation du pouce droit par une scie circulaire.—Plais des autres doigts.— Irrigation continue.—Pansement ouaté.

Collignon (Jean), perceur, âgé de 35 ans, entre le 5 octobre 1871, à l'hôpital Lariboisière, salle Saint-Augustin, n° 20, service de M. Verneuil.

Cet homme raconte que, par inadvertance, il a approché la main d'une scie circulaire en mouvement, il y a environ une heure et demie, et qu'il a eu plusieurs doigts atteints. En effet, après avoir enlevé le linge dont sa main est entourée, on constate que le pouce droit manque complétement ; la première et la deuxième phalange sont totalement absentes, il ne reste que le moignon du pouce, ce qui, en d'autres termes, constitue l'éminence thénar ; aucune artère ne donne du sang. L'indicateur est un peu entamé, mais la section ne comprend que les parties molles ; le médius présente une section d'avant en arrière de son extrémité unguéale ; toute la phalangette, l'ongle compris, est atteinte.

Les plaies ayant été détergées, et après avoir de nouveau constaté qu'il n'existe aucune hémorrhagie, on place la main sous l'appareil à irrigation continue contenant de l'eau à la température de la salle, 14°.

Le 6 octobre, matin, T., 37°, 6 ; le 7, matin, T. 37, 2 ; le 8, matin, T. 37, 4 ; le 9, matin, T. 37. 2 ; le 10, matin, T. 37,1 ; le 11, matin, T. 37, 2 ; le 12, matin, T. 37, 1 ; le 13, matin, T. 37, 2 ; le 14, matin, T. 37,4 ; le 15, matin, T. 37,3 ; le 16, matin, T. 37,2 ; le 17, matin, T. 37 ; le 18, matin, T. 37,1 ; le 19, matin, T. 37.

M. Verneuil, pensant que l'irrigation avait suffi pour éloigner tous les accidents, prescrit l'application du pansement ouaté, afin que le malade puisse se lever.

Le 20 octobre, matin, T. 37° ; le 21, matin, T. 37,5 ; le 22, matin, T. 36,8 ; le 23, matin, T. 36,3 ; le 24, T. 36,5 ; le 25, matin, 36,4.

Le pansement est renouvelé ; la plaie est recouverte de bourgeons charnus d'un rouge vermeil.

Le 31 octobre. Nouveau pansement. Même état de la plaie. Le 6 novembre, afin de constater si l'action du pus aurait des effets sur l'état général, M. Verneuil prescrit de prendre la température la veille du nouveau pansement, et on note 36°,4.

Le 7. Le pansement est enlevé ; la plaie est complétement garnie de bourgeons charnus, dont quelques-uns exubérants sont réprimés avec le crayon au nitrate d'argent. Les solutions de continuité de l'index sont cautérisées ; les deux portions de l'extrémité du médius se sont réunies très-intimement. Pansement simple à l'eau alcoolisée, renouvelé tous les matins.

Le 9 novembre. La plaie de l'éminence thénar est en grande partie cicatrisée. Le malade est envoyé en convalescence à l'asile de Vincennes.

OBSERVATION XII.

Plaie par une scie circulaire de l'index, du pouce et du médius
gauche. Irrigation continue. Pansement ouaté.

Griselhuber, âgé de 38 ans, découpeur, entre le 24 octobre 1871,
à l'hôpital Lariboisière, salle Saint-Louis, n° 12, service de M. Verneuil.

Cet homme, en travaillant, s'est laissé prendre la main gauche
par une scie circulaire : la deuxième phalange de l'index est
presque complétement sectionnée, elle ne tient plus que par un
petit lambeau de peau ; le pouce est un peu abrasé, le médius a
été aussi légèrement atteint. Pas d'hémorrhagie abondante, suin-
tement sanguin qui s'arrête après quelques lotions à l'eau froide.

Un point de suture métallique est pratiqué pour maintenir la
phalange de l'indicateur ; et, après avoir placé la main sur une
attelle en bois pourvue de digitations pour les doigts, on la soumet
à l'irrigation continue avec de l'eau à la température de la salle.

Le 24 octobre, matin, T. 37o,6 ; soir, T. 37,7 ; le 25, matin,
T. 37,2 ; soir, T. 37,9 ; le 26, matin, T. 36,7 ; soir, T. 37,3 ; le 27,
matin, T. 37,4 ; soir, T. 37,5 ; le 28, matin, T. 37,2 ; soir, T. 38,2 ;
le 29, matin, T. 37,4 ; le 30, matin, T. 37,5 ; le 31, matin, T. 37,2.
Le 1er novembre matin, T. 37o ; le 2, matin, T. 37,8 ; le 3, matin, T. 37 ; le 4, matin, T. 38.

Le malade ne se plaint nullement de sa main ; il dort et mange
bien. Un examen attentif de la plaie ne fait rien découvrir. L'irrigation est continuée.

Le 5 novembre matin, T. 38° ; le 6, matin, T. 38,1.

Le bout de l'index est complétement mortifié ; on le résèque avec
des ciseaux. Continuation de l'irrigation.

Le 7 novembre matin. T. 38°, Cherchant à savoir la cause de
cette température constamment à 38°, M. Verneuil examine attentivement la plaie, mais ne trouve rien. Toutefois le malade se
plaignant un peu de ce que l'eau est froide, on se sert d'eau tiède
qui produit un bien-être subit.

Le 8, matin, T. 37o,4 ; le 9, matin, T. 37,6 ; le 10, matin, T. 37 ;
l 11, matin, T. 37,3.

Afin de faire changer le malade de position, l'irrigation continue
est remplacée par le pansement ouaté.

Le 12, matin, T. 37o,6 ; le 13, matin, T. 37,3 ; le 14, matin,
T. 37,3 ; le 15, matin, T. 37,2.

Le 19, le malade reste levé presque toute la journée ; mais il se plaint de légère douleur dans la main.

Le 20. La douleur continue ; aussi le pansement est-il défait : on n'aperçoit pas la moindre trace de phlegmon, la plaie est au contraire chargée de bourgeons charnus d'une belle couleur rosée ; la suppuration n'a pas été très-abondante. L'état général est très-satisfaisant. On refait le pansement à la ouate.

Le 30, légère sensation de brûlure ; le pansement est changé. Cautérisation au nitrate d'argent de bourgeons charnus exubérants.

Le 7 décembre. Le malade est envoyé à Vincennes, n'ayant plus qu'une petite plaie au sommet de la première phalange de l'index qui a été conservé et qui pourra lui être de quelque utilité.

Quand il s'agit d'une fracture compliquée de plaie, M. Verneuil ferme d'abord la plaie avec de la baudruche collodionnée, et entoure ensuite le membre de ouate. Cette méthode que nous avons vu employer dans tous les cas de ce genre a constamment donné des succès favorables.

OBSERVATION XIII.

Fracture compliquée de plaie de la partie inférieure du bras gauche. Baudruche collodionnée, ouate.

Muller (Jacques), 53 ans, charretier, entré à l'hôpital Lariboisière le 11 novembre 1871, salle Saint-Louis, n° 9, service de M. Verneuil. Cet homme, en attelant ses chevaux, a reçu un coup de pied à la partie inférieure du bras gauche où existe une forte contusion et une petite plaie communiquant avec le foyer de la fracture.

Aussitôt après son arrivée à l'hôpital, on ferme la plaie avec de la baudruche collodionnée, on entoure le membre supérieur de plusieurs couches de ouate qui sont maintenues par un bandage de Scultet, l'avant-bras placé dans la demi-flexion. Soir, T. 39°.

Le 12. Nuit calme. Bon appétit ce matin. Absence de douleur dans le bras. Matin, T. 37,4.

Le 13, matin, T. 37°,4 ; le 14, matin, T. 36,4 ; le 15, le malade n'est pas allé à la garde-robe depuis son entrée. Lavement purgatif. Matin, T. 37°.

Le 16. Nulle douleur dans la plaie, nuit calme ; appétit conservé. Matin, T. 37°,7.

Le 17. Idem ; matin, T. 36°,2.

Le 18. On cesse de prendre la température. Etat général toujours excellent. L'appareil est laissé jusqu'au 30. On remarque alors que la plaie est cicatrisée et qu'il existe un commencement de consolidation. Appareil silicaté.

OBSERVATION XIV.

Fracture du coude gauche comminutive avec une petite plaie — Baudruche collodionnée, ouate.

Gibbon (Jean-Baptiste), 52 ans, cocher, entre à l'hôpital Lariboisière le 9 décembre 1871, et est couché salle Saint-Augustin, lit n. 8, service de M. Verneuil.

Cet homme s'est laissé choir dans l'escalier sur plusieurs marches duquel il a roulé. Transporté immédiatement à l'hôpital, on constate une fracture du coude gauche ; les fragments des os fracturés sont si nombreux que l'on dirait entendre, lorsqu'on imprime des mouvements, le bruit d'un sac de noix ; de plus il existe à la partie externe une petite plaie qui communique directement avec la fracture. On ferme la plaie avec de la baudruche collodionnée, et on entoure le membre de plusieurs couches de ouate, maintenues par des bandelettes de Scultet ; le bras et l'avant-bras sont placés dans une gouttière en fil de fer.

Le 10 décembre, matin, 37°,5.

Le 11, le malade ne souffre pas de son bras. Il a bien dormi la nuit, a mangé hier avec assez d'appétit. Mais il se plaint de douleurs articulaires au membre supérieur droit ; ces douleurs, auxquelles il est sujet, ont augmenté depuis son entrée à l'hôpital. Frictions avec le baume tranquille, ouate.

Matin, T. 37°,5.

Le 12, idem. Matin, T. 37°,5. — Le 12, matin, T. 37°,4.

Le 14. Quelques picotements au niveau de la fracture, mais pas de douleur. Les douleurs articulaires ont diminué d'intensité. Matin, T. 37°,6.

Le 15, idem. Matin, T. 37°,6.

Le 16. Les douleurs articulaires diminuent progressivement.

Etat général toujours le même. Matin, T. 36°,8.

Le 17. Cessation des douleurs articulaires. Le coude fracturé n'est pas douloureux. Matin, T. 37°,5,

Le 18. Idem. Matin, T. 36°,8. — Le 19, matin, T. 37°.
Le 20. Matin, T. 37',4. — Le 21, matin. T. 36°,4.
L'état général et local se sont maintenus constamment bons
jusqu'à la fin de décembre, époque à laquelle j'ai dû quitter l'hôpital.

Ce résultat est d'autant plus conforme à la théorie
de l'absorption du virus traumatique, que tous les auteurs sont d'accord pour regarder ces sortes de fractures comme très-graves. « Dans les fractures sous-
« cutanées, dit Billroth (1), c'est une chose rare que de
« voir survenir la fièvre, tandis que c'est l'exception
« qu'un malade atteint de fracture compliquée de
« plaie n'en ait pas. »

Une dernière variété de pansement par occlusion
est la *cuirasse de diachylon*, journellement mise en
pratique pour les petites plaies intéressant l'extrémité
des doigts, et dont les succès ont contribué à la généralisation. Mais lorsque ce pansement est appliqué
pour des plaies d'une grande étendue, il est moins
avantageux, car le pus, altéré par la présence de la
matière putride qui se forme à cause de l'occlusion
incomplète, est constamment en contact avec la plaie,
et peut être absorbé. Aussi doit-il spécialement être
réservé pour les petites plaies des doigts et rejeté
pour les traumatismes occupant une grande surface.
Toutefois même, dans le premier cas, son action pro-
tectrice n'est pas toujours efficace. Nous tenons de
M. Le Bail, interne des hôpitaux, le fait suivant :

Dans le courant du mois de mars dernier, un homme
vint à la consultation de l'hôpital Saint-Louis pour un

(1) Billroth. Pathologie chirurgicale générale.

écrasement de l'extrémité du doigt; on lui fit l'occlusion de la plaie avec des bandelettes de diachylum ; huit jours après il entrait dans le service de M. Tillaux, avec une septicémie grave à laquelle il a succombé.

OBSERVATION XV

Recueillie et communiquée par notre collègue et ami, Paul Fermin, élève du service. — Écrasement de l'extrémité de l'auriculaire gauche. — Nécrose de la troisième phalange.

Damerick (Etienne), 19 ans, charretier, entre à l'hôpital Lariboisière le 25 février 1872, salle Saint-Ferdinand, n° 11, service de M. L. Lefort.

Cet homme a eu le doigt auriculaire écrasé le 23 février; il est allé immédiatement à l'hôpital Saint-Louis, où l'on a appliqué un pansement composé d'une attelle en carton, sur la face palmaire du doigt, maintenue par des circulaires de diachylon, la plaie restant à découvert. A son entrée à Lariboisière, ce moyen de protection est laissé en place, et on applique sur la plaie des compresses imbibées d'eau alcoolisée, recouvertes de taffetas gommé.

L'état général et l'état local ne présentent rien de particulier jusqu'au 8 mars, époque à laquelle l'ongle et l'épiderme se détachent.

Le 10 mars, l'attelle de carton est enlevée ; on constate que la troisième phalange seule est atteinte. Continuation des compresses d'eau alcoolisée.

Le 13. Elimination des parties mortifiées ; nécrose de la phalangette, qui tombe le 15 mars.

Le 18. Il ne reste qu'une petite plaie en forme de godet, à l'extrémité du petit doigt, présentant quelques bourgeons charnus pâles. *Pansement par occlusion avec des bandelettes de diachylon.*

Le 21. Cet homme sort avec ce pansement, qui n'a pas été renouvelé depuis ; mais, au moment du départ, hémorrhagie en nappe. Rentré chez lui, l'hémorrhagie continue; dans la nuit il éprouve quelques frissons et a des sueurs abondantes. Il revient le lendemain à l'hôpital, se plaignant en outre de douleurs dans le petit doigt. Badigeonnage du doigt avec la teinture d'iode. Compresses d'eau alcoolisée. Le soir, pouls à 72.

Le 23. Tous les phénomènes de la veille ont disparu. Même pansement.

Le 25. *Nouveau pansement par occlusion avec le diachylon.*

Le 26. Etat normal le matin. Soir, frisson intense avec courbature; soif vive. Pouls à 128 pulsations. T. 40°,4.

Coloration de la peau normale ; pas trace de lymphangite, ni d'adénite. Le malade est originaire de la Nièvre, où règnent des fièvres intermittentes ; il n'a jamais eu d'accès fébrile ; il est à Paris depuis huit mois. Néanmoins on prescrit 0,60 sulfate de quinine.

Le 27. Sueurs abondantes la nuit ; bourdonnements d'oreilles dus peut-être au sulfate de quinine ; céphalalgie, soif vive ; pouls à 108. T. 38°,6. Le même pansement est laissé. Soir, peau un peu moite ; épistaxis légère. Pouls à 100. T. 39°,1.

Le 28. Nuit sans sommeil, céphalalgie, bourdonnements d'oreilles, nouvelle épistaxis, sueurs abondantes. Langue blanche, humide, soif vive, pas de selles depuis deux jours. Rien dans la poitrine. Pansement avec des compresses alcoolisées. Pouls à 112. T. 38°,8. — Soir, le malade se sent mieux ; douleur sous-orbitaire provenant d'une molaire cariée. Pouls à 96. T. 38°,6.

Le 29. Envies de vomir hier soir; dysurie; néanmoins nuit bonne ; ventre un peu sensible, une selle hier. — Cataplasme sur l'épigastre. Pouls à 80. T. 38. Toujours compresses d'eau alcoolisée. Soir, pouls à 76. T. 38°,3.

Le 30. Le malade se lève, l'appétit est complétement revenu ; nuit très-bonne. Continuation de l'eau alcoolisée.

Le 4 avril. Le malade quitte l'hôpital , la plaie étant complétement guérie.

Cette observation prouve manifestement que le pansement avec les bandelettes de diachylon n'a pas empêché l'absorption de la matière septique, tandis que l'eau alcoolisée a constamment neutralisé l'action du virus traumatique.

Cicatrisation sous-crustacée. — « La cicatrisation « sous-cutanée, dit M. Ritzinger (1), est un mode de « cicatrisation caractérisé par la formation de croûtes

(1) Ritzinger. De la cicatrisation en général et de celle dite sous-crustacée en particulier.

« plus ou moins épaisses, sous lesquelles s'opère le
« travail réparateur. »…..

« La nature, en travaillant à la guérison des plaies
« sous des concrétions protectrices, semble mesurer
« l'importance qu'elle attache à soustraire son œuvre
« aux influences extérieures. » Nous n'avons jamais
eu occasion de suivre jour par jour des malades offrant
des traumatismes dont la guérison se soit effectuée de
cette sorte ; mais depuis le 1er janvier, nous avons observé à l'hôpital Saint-Louis, dans le service de
M. Hardy, quantité de malades atteints d'ulcérations
syphilitiques assez étendues, recouvertes de croûtes,
qui sont levés toute la journée, descendent dans la
cour, et dont l'appétit et le sommeil ne sont nullement
troublés. M. Hardy prescrit rigoureusement de ne pas
faire tomber les croûtes avec des cataplasmes ou des
bains, car « aussitôt apparaîtraient de la douleur et
« des phénomènes généraux (1) », il ordonne au contraire de la poudre d'amidon, afin d'augmenter l'é-
paisseur de la croûte, si faire se peut ; quand l'ulcéra-
tion est cicatrisée, la croûte tombe d'elle-même.

C'est dans le but d'amener ce mode de guérison que
M. Bouisson, de Montpellier (2), a introduit dans la
pratique l'usage de la ventilation des plaies. L'effet de
ce traitement est « de calmer la douleur, *d'abaisser la*
« *température*, et de soustraire la plaie à toutes les
« substances extérieures nuisibles (3). »

(1) Hardy Communication orale.
(2) Bouisson. Mémoire sur la ventilation des plaies. Gazette
médicale, 1864.
(3) Ritzinger, loc. cit,

Cautérisation. — D'après Follin (1), « la cautérisa-
« tion (caustiques arsenicaux, perchlorure de fer, fer
« rouge, etc.), est pour ainsi dire une cicatrisation
« sous-cutanée. » Bonnet, de Lyon, prétendait
qu'elle ne donnait jamais lieu à la phlébite ni à l'infection purulente. M. Th. Anger, dans sa thèse d'a-
grégation (2), après avoir cité ces paroles de Girouard,
« convenablement appliqués (en parlant du caustique
« de Vienne et du chlorure de zinc), ils n'occasionnent
« jamais d'hémorrhagie, jamais de fièvre, peu de
« réaction ; souvent les malades ne gardent pas le lit,
« ils conservent l'appétit et le sommeil », rapporte le
cas d'un individu opéré d'un lipome du bras par
M. Voillemier, chez lequel un frisson violent, suivi
d'une fièvre intense, puis de rétention d'urine, se dé-
clara vingt-quatre heures après l'opération.. M. Th.
Anger termine en disant : « Après l'incision comme
« après la cautérisation, de nombreuses complications
« sont à craindre : hémorrhagie, érysipèle, phlébite,
« infection purulente. » Billroth (3) cependant s'ex-
prime en ces termes : « La réaction locale, aussi bien
« que générale, après des cautérisations étendues par
« le fer chaud, la potasse caustique, le chlorure de
« zinc, les acides, est toujours des plus faibles ; l'ex-
« citation fébrile surtout est à peine perceptible dans
« un grand nombre de cas ; ce fait trouve son explica-

(1) Follin. Pathologie externe, tome I, 1865.
(2) Th. Anger. De la cautérisation dans le traitement des maladies chirurgicales, thèse d'agrégation, 1869.
(3) Billroth. Études expérimentales sur la fièvre traumatique.
Déjà cité.

« tion, non-seulement dans cette circonstance que la
« forte soustraction aqueuse, par ces moyens destruc-
« teurs, est suivie d'une dessiccation plutôt que d'une
« putréfaction des parties lésées, mais encore dans
« l'impossibilité d'une absorption des substances pro-
« venant de l'eschare, vu que toute circulation est
« momentanément supprimée dans cette dernière. »

Dernièrement, M. Fouilloux (1), interne des hôpitaux, a soutenu une thèse dans laquelle il préconise
le pansement immédiat des plaies d'amputation par le
perchlorure de fer comme moyen prophylactique à
opposer aux complications des plaies ; mais chez tous
les malades dont il est question dans ce travail, on
note, outre l'excessive douleur causée par l'application du persel de fer, une augmentation de température qui, quelquefois, a atteint 40°, il en est un qui a
succombé à l'infection purulente. M. Bourgade, paraît-il, a été plus heureux dans l'application qu'il en a
faite à l'hôpital de Clermont-Ferrand.

M. Dubrueil (2), dans sa thèse d'agrégation, nie l'ef-
ficacité de ce moyen prophylactique, qui a aussi été
employé par M. Gosselin, à la Charité.

Les pansements au cérat et avec les autres corps
gras, loin d'empêcher la fièvre traumatique, ne font
que la provoquer, car ces substances rancissent rapidement et hâtent la décomposition des matières animales. Sans suivre l'exemple de M. Batailhé (3), qui

(1) Fouilloux. Essai sur le pansement immédiat des plaies d'amputation par le perchlorure de fer, thèse Paris, 1872.
(2) Dubrueil, loc. cit.
(3) Batailhé. Lettre à Malgaigne.

met sur leur compte tous les accidents des plaies, nous ne sommes pas éloigné de croire qu'ils y entrent pour une large part.

§ 3. DU MILIEU.

Tous les auteurs s'accordent pour affirmer que le milieu dans lequel vit le blessé exerce une influence très-manifeste sur la production des fièvres septicémiques. La contagion de l'infection purulente par l'action de l'air intérieur, n'est plus mise en doute par personne. Aussi, M. Alph. Guérin recommande « tout « d'abord de panser le blessé dans un endroit aéré et « isolé de l'air contenu dans les salles d'hôpital ; en « second lieu, la ouate que l'on utilise pour le panse« ment doit être *vierge*, c'est-à-dire qu'elle n'a pas dû « séjourner dans les salles où les malades sont réu« nis (1). » C'est pour cela que nous sommes étonné qu'un observateur aussi judicieux que M. Rampal (2), écrive dans sa thèse : « Le séjour dans les hôpitaux « ne joue qu'un rôle secondaire dans la production dè « l'infection purulente, » et plus bas : « Ces accusa« tions exagérées sont de nature à agir d'une manière « fâcheuse sur le moral de notre population indigente, « j'ajouterai même qu'elles ne peuvent rester étran« gère à cette mortalité qu'on déplore. » Certainement il n'est pas nécessaire de divulguer partout l'inconvénient des hôpitaux ; mais le devoir du médecin est d'en

(1) Terrier, loc. cit.
(2) Rampal. De l'infection purulente chez les amputés, thèse Paris, 1852.

avertir qui de droit, et alors peut-être on ne verrait
pas bâtir un établissement hospitalier dans des conditions aussi défavorables que le nouvel Hôtel-Dieu de
Paris, ou l'hôpital de la Conception de Marséille, sans
parler des autres que nous ne connaissons pas. Même
dans les hôpitaux les mieux construits sous le rapport
de l'hygiène, on évitera l'encombrement. « Il est une
« circonstance qui semble jouer un très-grand rôle dans
« développement de la pyohémie, c'est l'accumulation
« de blessés dans un même lieu (Vidal de Cassis) (1).»
Qui ne sait que, pendant le siége de Paris, l'encombrement inévitable a fait périr un trop grand nombre
de blessés et d'opérés? Une autre chose qu'il faudra
éviter à tout prix, c'est le voisinage des salles de fiévreux. Aussi combien sont peu nombreux les succès
qu'on obtient à la suite des opérations pratiquées dans
la salle Sainte-Catherine, à l'Hôtel-Dieu de Marseille !
Cette salle, qui contient 32 lits, est destinée à donner
asile, sur une rangée, à des fiévreuses, et sur l'autre à
des blessées.

Après avoir parlé de la ventilation, Billroth ajoute (2) : « Une chose beaucoup plus importante, à mon
avis, que la question de la ventilation, c'est l'emploi
rationnel qu'on fait des salles de malades. Aucune
salle ne devrait être occupée plus de quatre semaines;
après ce temps on devrait l'évacuer pour quelques
jours et la nettoyer avec le plus grand soin; les murs
devraient être badigeonnés avec une couleur à l'huile

(1) Vidal (de Cassis). Traité de pathologie externe et de médecine opératoire, t. I.
(2) Billroth. Traité de pathologie chirurgicale générale.

pour qu'on puisse les laver; et les plafonds blanchis
à neuf; la literie sera exposée à l'air et au soleil, la
poussière en sera chassée; la paille sera renouvelée
dans les paillasses (1). Chaque service de chirurgie doit
avoir une, ou mieux encore, deux salles supplémen-
taires pour pouvoir changer régulièrement; dans le
même but, il ne devrait y avoir pas plus de six à huit
lits dans une salle, pour que le nombre des sortants
dans une semaine corresponde exactement à la population d'une salle; les nouveaux entrants seront toujours transportés dans la salle nettoyée en dernier lieu.
C'est la seule manière de prévenir le développement
et la propagation des miasmes dans un hôpital. Si
l'on veut avoir les meilleurs résultats possibles dans
un hôpital, il faut avoir beaucoup d'espace; et ne pas
ménager l'argent qu'on dépense pour avoir des infir-
miers en grand nombre et du linge en abondance. De
cette façon on peut parfaitement se servir même des
hôpitaux dont la disposition est mauvaise. »

. Les hôpitaux sous tente, ainsi que les baraques dont
on a pu constater les bons résultats, ont été construits
dans le but d'isoler les blessés et les opérés.

(1) L'emploi des sommiers élastiques, presque généralement
adoptés en France dans les hôpitaux, a fait disparaître cette cause
d'infection.

CONCLUSIONS.

La fièvre traumatique est le résultat de la formation de matières septiques à la surface d'une plaie et de leur absorption dans l'économie.

Il est rare de pouvoir obtenir la guérison de la septicémie, plus rarement encore de la pyohémie une fois déclarées; mais on peut par des moyens prophylactiques appropriés, éviter la formation du virus traumatique, ou bien empêcher son absorption.

Ces moyens consistent à alimenter le blessé; à tenter la réunion immédiate, quand on se trouvera dans des conditions propices, sinon à employer le galvanocautère comme moyen d'exérèse, surtout pour l'extirpation des tumeurs.

Comme méthodes de pansement des plaies, on préférera notamment l'irrigation continue et le pansement ouaté; on rejettera l'usage des pommades et autres corps gras, que l'on pourra remplacer par la glycérine.

Enfin on isolera le blessé ou l'opéré dans la mesure du possible, et on réglera l'hygiène générale des hôpitaux, de manière à éviter les funestes effets de l'encombrement et surtout du voisinage d'une salle de fiévreux.

A. PARENT, imprimeur de la Faculté de Médecine, rue Mr-le-Prince, 31.

BERGERET (L.-F.-E.). Des fraudes dans l'accomplissement des fonctions génératrices, dangers et inconvénients pour les individus, la famille et la société, par L.-F. BERGERET, médecin en chef de l'hôpital d'Arbois (Jura). *Troisième édition,* revue et augmentée. Paris, 1870, in-18 jésus de 225 pages. 2 fr.

BOIVIN et DUGÈS. Anatomie pathologique de l'utérus et de ses annexes, fondée sur un grand nombre d'observations cliniques ; par Mme BOIVIN, docteur en médecine, sage-femme en chef de la Maison impériale de santé, et A. DUGÈS, professeur à la Faculté de médecine de Montpellier. Paris, 1866, atlas in-folio de 41 planches, gravées et coloriées, *représentant les principales altérations morbides des organes génitaux de la femme,* avec explication. 45 fr.

BOURGEOIS. De l'influence des maladies de la femme pendant la grossesse sur la constitution et la santé de l'enfant, par le Dr L.-X. BOURGEOIS, médecin à Tourcoing. Paris, 1861, 1 vol. in-4. 3 fr. 50

CHAILLY. Traité pratique de l'art des accouchements, par CHAILLY-HONORÉ, membre de l'Académie impériale de médecine. *Cinquième édition,* revue et corrigée. Paris, 1867, 1 vol. in-8 de XXIV-1036 p., avec 282 figures. 10 fr.

CHURCHILL (FLEETWOOD). Traité pratique des maladies des femmes, hors d'état de grossesse, pendant la grossesse et après l'accouchement, par Fleetwood CHURCHILL, professeur d'accouchements, de maladies des femmes et des enfants à l'Université de Dublin. Traduit de l'anglais sur la *Cinquième édition,* par MM. Alexandre WIELAND et Jules DUBRISAY, anciens internes des hôpitaux, et contenant l'exposé des travaux français et étrangers les plus récents. Paris, 1866, 1 vol. grand in-8, XVI-1227 pages avec 291 figures. 18 fr.

DONNÉ (AL.). Conseils aux mères sur la manière d'élever les enfants nouveau-nés, par Al. DONNÉ, recteur de l'Académie de Montpellier. *Quatrième édition,* revue, corrigée et augmentée. Paris, 1869, in-12 de 350 pages. 3 fr.

HUGUIER. De l'hystérométrie et du cathétérisme utérin, de leurs applications au diagnostic et au traitement des maladies de l'utérus et de ses annexes et de leur emploi en obstétrique ; leçons professées à l'hôpital Beaujon. Paris, 1865, in-8° de 400 pages avec 4 planches lithographiées. 6 fr.

NAEGELE (H.-F.) et GRENSER. Traité pratique de l'art des accouchements, par H.-F. NAEGELE, professeur à l'Université de Heidelberg et L. GRENSER, directeur de la Maternité de Dresde. Traduit, annoté et mis au courant des derniers progrès de la science, par G.-A. AUBENAS, professeur agrégé à la Faculté de médecine de Strasbourg. Ouvrage précédé d'une introduction par J.-A. STOLTZ, doyen de la Faculté de médecine de Strasbourg. Paris, 1870, 1 vol. in-8 de 800 pages, avec une planche et 207 figures. 12 fr.

PENARD. Guide pratique de l'accoucheur et de la sage-femme, par Lucien PENARD, professeur d'accouchements à l'Ecole de médecine de Rochefort. *Deuxième édition,* revue et augmentée. Paris, 1865, XXIV-528, pages avec 112 figures. 4 fr.

ROBIN (CH). Mémoire sur les modifications de la muqueuse utérine pendant et après la grossesse. Paris, 1861, 1 vol. in-4, avec 5 planches lithogr. 4 fr. 50

SIEBOLD. Lettres obstétricales, par Ed. Caspar SIEBOLD, professeur à l'Université de Göttingue, traduites de l'allemand, avec une introduction et des notes, par M. STOLTZ, professeur à la Faculté de médecine de Strasbourg. Paris, 1867, 1 vol. in-18 jésus de 268 pages. 2 fr. 50

TARDIEU (A.). Etude médico-légale sur l'avortement, suivie d'une note sur l'obligation de déclarer à l'état-civil les fœtus mort-nés, et d'observations et recherches pour servir à l'histoire médico-légale des grossesses fausses et simulées. *Troisième édition,* revue et augmentée. Paris, 1868, in-8, VIII-280 pages. 4 fr.

A. PARENT, imprimeur de la Faculté de Médecine, rue Mr-le-Prince, 31.

www.ingramcontent.com/pod-product-compliance
Ingram Content Group UK Ltd.
Pitfield, Milton Keynes, MK11 3LW, UK
UKHW020016080726
13614UKWH00003B/1405